Mohamed Lamine KOUROUMA

Informação ao doente antes da diálise e encaminhamento para diálise

Mohamed Lamine KOUROUMA

Informação ao doente antes da diálise e encaminhamento para diálise

ScienciaScripts

Imprint

Any brand names and product names mentioned in this book are subject to trademark, brand or patent protection and are trademarks or registered trademarks of their respective holders. The use of brand names, product names, common names, trade names, product descriptions etc. even without a particular marking in this work is in no way to be construed to mean that such names may be regarded as unrestricted in respect of trademark and brand protection legislation and could thus be used by anyone.

Cover image: www.ingimage.com

This book is a translation from the original published under ISBN 978-620-6-69634-6.

Publisher:
Sciencia Scripts
is a trademark of
Dodo Books Indian Ocean Ltd. and OmniScriptum S.R.L publishing group

120 High Road, East Finchley, London, N2 9ED, United Kingdom
Str. Armeneasca 28/1, office 1, Chisinau MD-2012, Republic of Moldova, Europe
Printed at: see last page
ISBN: 978-620-7-33510-7

Um tratado médico que tenta compreender as expectativas dos doentes com insuficiência renal no que diz respeito à gestão da diálise.

Para as minhas duas filhas: Eila

Badafing

e Kora Odia

Índice

Resumo

Introdução :

O nosso estudo avalia e avalia a qualidade da informação pré-diálise e as condições em que os doentes com doença renal crónica (DRC) em fase V são encaminhados para os vários métodos de substituição renal.

Materiais e métodos :

O nosso estudo prospetivo incluiu todos os doentes com DRC tratados por hemodiálise (HD) e os internados no nosso serviço a aguardar terapêutica de substituição renal. Os parâmetros estudados foram as características demográficas, as informações pré e pós-diálise, o seu impacto na escolha dos métodos de diálise e o planeamento do início das sessões.

Resultados :

Dos 59 doentes, 98,3% já se encontravam em HD e 1,7% aguardavam o início das sessões. A razão de sexos (M/F) foi de 1,18, com mediana de idade de 69 anos e extremos de 28 a 88 anos. O seguimento nefrológico associou-se de forma estatisticamente significativa com o sexo feminino (p: 0,03) e com a frequência escolar (p: 0,0084), mas não com a idade, raça, estado civil, atividade profissional, residência, autonomia, isolamento social, comorbilidades ou o seu número, e mesmo quando se conhecia a doença renal de base. O início planeado das sessões de diálise em mais de 62% dos doentes pareceu estar relacionado com a informação pré-diálise (p: 0,002), especialmente quando o doente tinha acompanhamento (p: 0,0429). Embora mais de 50% tivessem ouvido falar de HD, 30% de diálise peritoneal (DP) e 40% de transplante renal (TR), apenas 22,03% tinham podido escolher o método de diálise, dos quais 20,3% em HD e 1,7% em DP.

Globalmente, menos de 4% optaram pela DP e 44% preferiram a HD. Além disso, quase 9% dos doentes tinham regressado para transplante, 3,38% tinham falhado a DP e, dos 72,9% de doentes informados sobre a RT, 28,8% estavam registados numa lista.

à espera de um transplante de rim.

Discussão:

A carta do doente em diálise deve recordar-nos que os doentes devem ser informados de todas as técnicas de depuração existentes e da possibilidade de se submeterem a um transplante.

Conclusão:

A informação pré-diálise adaptada ao perfil do doente não só permitirá o desenvolvimento da DP e da HD, como também melhorará a qualidade de vida dos doentes.

Palavras-chave: doença renal crónica, informação pré-diálise e encaminhamento para diálise.

INFORMAÇÃO AO DOENTE EM PRÉ-DIÁLISE E ORIENTAÇÃO EM DIÁLISE.

Resumo:
Introdução:

O nosso estudo avalia e avalia a qualidade da informação pré-diálise e os termos de orientação da fase final da doença renal crónica (DRC) para os vários métodos de substituição renal.

Doentes e métodos:

O nosso estudo prospetivo incluiu doentes com DRT tratados por hemodiálise (HD) e aqueles internados no nosso serviço à espera de serem colocados em substituição renal. Os parâmetros estudados foram os demográficos, informativos e pré dialíticos e pós dialíticos precoces, o seu impacto na escolha dos métodos dialíticos e no planeamento das sessões precoces.

Resultados:

Dos 59 pacientes, 98,3% já estavam em HD e 1,7% aguardavam para iniciar as sessões. A razão de sexos (M/F) é de 1,18 com uma mediana de idade de 69anos e extremos de 28 a 88 anos. Na nefrologia seguida verificou-se uma associação estatisticamente significativa com o género feminino (p: 0,03), e com o ter frequentado a escola (p: 0,0084), o que não se verificou com: idade, raça, estado civil, profissão, residência, autonomia, isolamento social, comorbilidades ou o número de nefropatias e mesmo quando a base era conhecida. O início planeado das sessões de diálise em mais de 62% dos doentes parece estar relacionado com a informação pré-diálise (p: 0,002), e especialmente quando o doente tinha um acompanhamento (p: 0,0429). Se mais de 50% já tinham ouvido falar de HD, 30% de diálise peritoneal (DP) e 40% de transplante renal (TR); apenas 22,03% estavam aptos a escolher o método de diálise, sendo 20,3% na HD e 1,7% na DP. No total, menos de 4% optaram pela DP e 44% preferiram a HD.

Além disso, houve quase 9% de transplante de volta, 3,38% de falência de PD; e entre 72,9% dos pacientes informados sobre o TR, 28,8% estão em lista de espera para transplante renal.

Discussão:

O responsável pela diálise deve lembrar-se de que o doente deve ser informado de todas as técnicas das instalações de tratamento existentes e também da possibilidade de ser transplantado.

Conclusão:

A informação pré-diálise através do perfil do doente permitirá não só o desenvolvimento da DP e da HD, mas também a melhoria da qualidade de vida dos doentes.

Palavras-chave: insuficiência renal crónica , pré-diálise e diálise informações de orientação.

Abreviaturas :

CH: centro hospitalar

CHU: Centro Hospitalar Universitário

DP/PD: diálise peritoneal HD: hemodiálise

IC: índice de

confiança RI:

insuficiência renal

DRC: insuficiência renal crónica

DRC: doença renal crónica terminal CRRT:

terapia de substituição renal

%: Percentagem

Introdução :

A doença renal crónica (DRC) é uma das complicações de um certo número de doenças crónicas (nomeadamente a diabetes e a hipertensão), cuja prevalência está a aumentar. Em França, em 2009, 68.000 pessoas submetidas a terapia de substituição renal sofriam de DRC em fase terminal. No entanto, se a DRC for detectada suficientemente cedo, é possível retardar a sua progressão, iniciando tratamentos adequados e, se necessário, trabalhando com os doentes para antecipar a necessidade de uma terapia de substituição renal em fase terminal (ESRD). A monitorização nefrológica precoce é reconhecida como benéfica para os doentes, como referem os peritos, estimando que 10% das DRC poderiam ser evitadas e que 30% poderiam ser adiadas por muitos anos se fossem detectadas precocemente e tratadas adequadamente.

[1]. Perante a DRC, o papel do nefrologista é oferecer ao doente um tratamento adequado e personalizado, capaz de oferecer as melhores hipóteses de sobrevivência e de preservar a integridade da qualidade de vida do doente [2]. É verdade que, em situações de emergência, a hemodiálise é apresentada como a alternativa de escolha no tratamento da insuficiência renal crónica terminal (IRC) na ausência de um transplante renal preventivo. A diálise peritoneal tornou-se um método seguro e acessível à grande maioria dos doentes em França e em todo o mundo. Foi demonstrado que a sobrevivência dos doentes em diálise peritoneal é equivalente à dos doentes em hemodiálise, nomeadamente durante os dois primeiros anos de tratamento. [2 ; 3].

Doentes e métodos:

O principal objetivo deste estudo prospetivo foi avaliar as condições em que os doentes com DRC tratados no nosso centro foram geridos antes de serem colocados em terapia de substituição renal. Em seguida, avaliámos a qualidade da informação pré-diálise e as condições em que os doentes foram encaminhados para a terapêutica de substituição renal.

O estudo foi realizado no serviço de nefrologia-hemodiálise do centro hospitalar de Meaux de 9 a 21 de julho de 2014, que compreende uma unidade de internamento com 10 camas e uma unidade de diálise que combina os serviços de hemodiálise e de diálise peritoneal. O nosso estudo envolveu 59 doentes com DRC em fase terminal submetidos a hemodiálise no serviço de hemodiálise ou a aguardar terapia de substituição renal extra-renal (ERRT) e internados no serviço de nefrologia do referido Centro durante o período de estudo. Os parâmetros estudados foram as características demográficas, a informação pré-diálise e pós-diálise e o seu impacto na escolha dos métodos dialíticos, e o planeamento do início das sessões de substituição renal. Os dados recolhidos foram analisados com recurso ao software Epi info versão 7. Foi utilizada a análise do qui-quadrado com um nível de significância inferior a 5%.

Resultados e comentários:

O nosso estudo incluiu 58 doentes em hemodiálise crónica e um doente a aguardar terapêutica extra renal substitutiva (TRE) por doença renal terminal, com uma mediana de idade de 69 anos, variando entre 28 e 88 anos, e um rácio de sexo de 1,18, ou seja, 32 homens e 27 mulheres (Quadro I).

Tabela I: Características demográficas em relação ao acompanhamento nefrológico e educação terapêutica na pré-diálise.

Características demográficas (n:59)Seguimento		nefrológicoInformações preliminares diálise			
		n =33	p	n=36	P
Idade (anos) :	Média: 65,69 ± 15,	1963,24+15,29		63,41+16,28	
	Mediana:	6959	ns	66	ns
	Extremos: 28 -	8828-88		28-88	
Sexo: n (%)	Feminino: 27 (45,76)	12(36,36)		16(44.44)	*n
	Homens: 32 (54,24)	21(63.64)	s	20(55,56)	
	Razão sexual M/F:1.18	1.75		1.42	
Raça: n (%)	Caucasianos: 42 (71,19)	22(66.67)		29(80.56)	
	Árabe: 7 (11,86)	4(12.12)		2(5.56)	
	Preto: 6 (10,17)	3(9.09)	ns	3(8.33)	ns
	Asiático: 4(6.78)	4(12.12)		2(5.56)	
Nível de instrução: n (%)	Não frequenta a escola: 9 (16,07)	3(9.68)		3(8.82)	
	CEP: 24 (42,86)	9(29,03)		11(32.35)	
	BEPC: 13(23.21)	11(35,48)	0.008	12(35.29)	0.01
	BACC: 7(12.50)	5(16,13)		5(14.71)	
	Universidade: 3(5,36)	3(9,68)		3(8.82)	
	Não conhecido: 2 (3,39)	2(6.06)		2(5.56)	
Estado civil: n (%)	Individual: 10 (16,95)	4(12.12)		7(19.44)	
	Casados: 36 (61,02)	23(69.70)	ns	21(58.33)	ns
	Divorciado: 6 (10,17)	4(12.12)		4(11.11)	
	Viúvos: 4 (11,86)	2(6.06)		4(11.11)	
Atividade profissional: n (%)	Trabalhador: 7(12,07)	5(16.13)		6(16.67)	
	Reformado: 33(56.90)	15(45.45)	ns	19(52.78)	ns
	Inativo* :16 ()	6(18.18)		7(19.44)	
Residência: n (%)	Meaux: 18 (30,51)	9(27.27)		11(30.56)	
	Sena e Marne : 30(50,85)	17(51.52)	ns	18(50)	ns
	Outros: 11(18,64)	7(21.21)		7(19.44)	
Autónomo: n (%)	43 (72,88)	26(78.79)	ns	26(72.22)	ns
Isolamento social: n (%)	7 (11,88)	4(12.12)	ns	5(13.89)	ns

.n: número%: percentagem; .inactivos*(desempregados, com mobilidade reduzida, deficientes e desempregados)
*Género: Masculino: Odds Ratio 3,7391   IC 95% (1,0561-14,6081) e Feminino: Odds ratio (0,9258-17,3022) P: 0,03

Não se verificou uma relação significativa entre a idade e o seguimento nefrológico. Por outro lado, esta relação torna-se significativa entre o género e o seguimento dos doentes, sendo particularmente forte nas mulheres.

(Quadro I). Em análise, não houve relação entre a origem e o acompanhamento desses

pacientes.

O nível de escolaridade parece ser um fator importante no acompanhamento dos doentes com IR, sendo o teste estatístico altamente significativo no nosso estudo. O nível de escolaridade. [4] foi reconhecido como um fator que favorece o acesso aos transplantes durante a assembleia geral do rim de 2013, o que é, aliás, criticado e explica a desigualdade de acesso aos transplantes renais entre os doentes em diálise.

A disponibilização de informação pré-diálise conduz a melhores resultados, como demonstrado no nosso estudo (Quadro II), pelo menos para um início planeado das sessões de HD (p: 0,0019).

| | Estreia em HD | | | |
Informações antes da diálise	Urgente	Planeado + FAV	Planeado - FAV	Total
Não	20(55.56)	2(10.53)	0	22(37.93)
Sim	16(44.44)	17(89.47)	3(100)	36(62.07)
Total	36(100%)	19(100%)	3(100%)	58(100%)

P:0.0019

Há muito trabalho a fazer no sentido de informar os doentes e de os sensibilizar para os métodos de reanimação ao seu dispor. É necessário organizar seminários de formação e cursos práticos para pôr os doentes em contacto com situações da vida real. As descrições dos métodos de substituição renal permanecem "vagas" durante as consultas. (Quadro III) mostra a falta de informação sobre os métodos de tratamento da insuficiência renal, nomeadamente a diálise peritoneal: apenas 30,5% dos doentes tinham ouvido falar deste método!

<u>**Tabela III:**</u> Informação sobre as diferentes opções de tratamento da insuficiência renal e fontes de informação após o início das sessões de hemodiálise.

Ouviu falar de diálise pré-diálise	Fontes de informação		
	MÉDICO	IDE	OUTROS
Total: 30 (50,84%)			
Hemodiálise: 30 (50,84%))	27(45.76%)	-	2(3.38%)
Diálise peritoneal: 18 (30,50%)	18(30.50%)	-	
Transplante renal: 24 (40,67%)	22(37.28%)	-	2(3.38%)

A falta de informação motivou os doentes a optar pela hemodiálise? Dos 13 doentes, 12 tinham feito uma escolha informada a favor da hemodiálise antes do início das sessões.

A escolha é uma prerrogativa de muitos, mas é preciso ter escolha, dizem eles! A informação limitada do nefrologista reduz, sem dúvida, a propensão para a diálise peritoneal como tratamento da DRC. Esta oferece ao doente uma grande liberdade, optimiza a sua autonomia e envolve-o no tratamento da sua doença com o máximo conforto.

Tal como no estudo de Goovaert [5], dos 98,31% dos nossos doentes atualmente tratados por hemodiálise, mais de 96% afirmaram que a sua referenciação para este método foi uma decisão ligada ao médico, enquanto que apenas 1,69% dos doentes tinham sido referenciados para diálise peritoneal, que recusaram por se sentirem "abandonados" (quadro IV). Por outro lado, verificou-se uma tendência significativa para a escolha personalizada do método de substituição nos doentes com seguimento nefrológico, em análise multivariada, embora o pequeno "p" associado não nos permita concluir, de qualquer modo, que não podemos rejeitar a hipótese nula, ou seja, a ausência de relação.

Tabela IV: Escolha dos métodos de substituição renal e acompanhamento nefrológico.

Acompanhamento nefrológico	Escolha de métodos		
	Não	Sim	Total
Não	13(38.24)	3(25)	16(34.78)
Sim	21(61.76)	9(75)	30(65.22)
Total	34(100%)	12(100%)	46(100%)

Chi²: ns

O nefrologista é responsável pelo planeamento do início da terapêutica de substituição. Esta abordagem colegial garantirá que os doentes recebam cuidados adequados, mas é um processo a longo prazo que terá de continuar a ser melhorado em cada departamento de nefrologia. Os testes estatísticos provam mais uma vez que o acompanhamento nefrológico continua a ser a única garantia de um início planeado da terapêutica de substituição renal (figura 1).

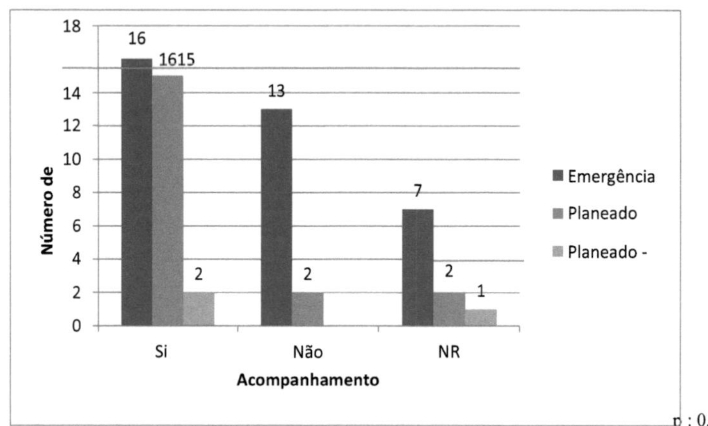

Figura 1: Acompanhamento nefrológico e início das sessões de HD

Mesmo após uma EBRM de urgência, é ainda possível oferecer aos doentes uma técnica à sua escolha, a melhor que existe: transplante renal, DP e HD em pé de igualdade.

Existem poucas contra-indicações reais para um determinado método de substituição renal. O nosso estudo é um pouco paradoxal: apenas 47,45% dos doentes manifestaram o desejo de permanecer em hemodiálise e 3,38% (ou seja, dois doentes) manifestaram o desejo de mudar de método após o início da hemodiálise. Estes dois doentes tinham contra-indicações para a DP (um caso de aderências dos punhos ligadas a metástases de cancro da mama e um caso social, em que o doente vivia com um terceiro). (Tabela V)

<u>**Quadro V**</u>: Quota de tratamentos de DRC, desejos e perspectivas de tratamento.

Tratamentos		N=59	100%
Regresso à diálise após transplante renal		5	8.47%
De volta à HD depois da DP		2	3.38%
Desejos após o início da hemodiálise		28	47.45%
Escolha pessoal	Permanecer em hemodiálise	26	44.06%
	Mudança para diálise peritoneal	2	3.38%
Transplantes de rim	Sim, informado	43	72.88%
	Inscrição na lista de transplantes	17	28.81%

A DP tem o seu lugar junto dos nossos doentes em qualquer fase dos seus cuidados. Estes necessitam de informação e de garantias por parte do pessoal médico de que não serão negligenciados. Cabe à direção do hospital determinar o papel e a necessidade de implementar esta técnica de purificação nos seus centros.

Discussão

A carta do doente em diálise deve recordar-nos que os doentes devem ser informados de todas as técnicas de depuração existentes e da possibilidade de serem também transplantados. É por isso que a informação pré-diálise fornecida nas nossas unidades deve ser revista, a fim de corrigir eventuais lacunas, para que os doentes possam ser informados sobre a escolha do método de substituição renal mais adequado ao seu perfil clínico e sócio-profissional.

Conclusão:

O acompanhamento nefrológico deve fornecer informações pré-dialíticas e oferecer aos doentes a perspetiva de serem encaminhados para a técnica da sua escolha. A diálise peritoneal deve ser proposta da mesma forma que a hemodiálise, com o rigor necessário para garantir uma maior aceitação da técnica. Devem ser apresentadas como métodos de tratamento complementares, e não concorrentes, como parte de uma abordagem integrada da gestão da doença renal crónica terminal. Existem problemas reais nos nossos centros: o tratamento tardio destes doentes, que temos absolutamente de ter em conta. O encaminhamento tardio não deve, em caso algum, ser motivo para impedir a informação pré-diálise destes doentes.

A prestação de informações antes da diálise conduz a melhores resultados, como prova o nosso estudo, pelo menos para um início planeado das sessões de HD (p: 0,0019).

Conflito de interesses :

Não existem conflitos de interesses.

Referências

[1] **Insuficiência renal crónica na Picardia**. Propostas março de 2012
Plano plurianual de gestão dos riscos 2010 - 2013

[2] **Canaud B :** Editorial, Diálise peritoneal, hemodiálise, o debate ainda não terminou!
fechado! "A minha parte da verdade".
Nephrology and Therapeutics 2 (2006) 366-367

[3] **Grenêche S, D'Andon A, Jacquelinet C, Faller B, Fouque D, Laville M**. A escolha entre diálise peritoneal e hemodiálise: uma revisão da literatura.
Nephrology and Therapeutics 1 (2005) 2013-220

[4] **Les Etats Généraux du Rein**. Trabalhar em conjunto para melhorar a qualidade dos cuidados e da vida.
Brochura -EGR-SNFD 2013

[5] **Goovaert T, Jadoul M, Goffin E**. Influência de um programa de educação pré-diálise (PDEP) no modo de terapia de substituição renal. Nephrol Dial Transplant 2005; 20: 1842-7.

Co-autores e associados

ISSAD Belkacem

Nefrologia, CHU Pitié-Salpêtrière, Paris; França

SCHRÖER Tabea

Epilepsizentrum kehl-kork, Baden-Wutenberg, Alemanha

KABA Mohamed Lamine

NEFRPLOGIA-HEMODIALISE, DONKA UHC, Conacri, Guiné

DIALLO Mohamed Lamine

Farmácia, C.H. de Meaux, Meaux; França

FARAH Ibrahim

NEFRPLOGIA-HEMODIALISE, C.H. de Meaux, Meaux; França

MONKAM Regine

NEFRPLOGIA-HEMODIALISE, C.H. de Meaux, Meaux; França

MOURAM Hala

NEFRPLOGIA-HEMODIALISE, C.H. de Meaux, Meaux; França

MOTSEBO FOTSING Jocelyn

NEFRPLOGIA-HEMODIALISE, C.H. de Meaux, Meaux; França

GUEI Monlet Cyr

Nefrologia, CHU Yopougon, Abidjan, Costa do Marfim

TIA Nós, Melanie

Nefrologia, Hospital Universitário de Bouaké, Costa do Marfim
GNIONSAHIE Daze Apollinaire

Nefrologia, CHU Yopougon, Abidjan, Costa do Marfim

Leão ROSTAING

Nefrologia-dialise-transplantação, CHU Grenoble; França

AGRADECIMENTO E RECONHECIMENTO PELAS SUAS CONTRIBUIÇÕES CRÍTICAS E CIENTÍFICAS

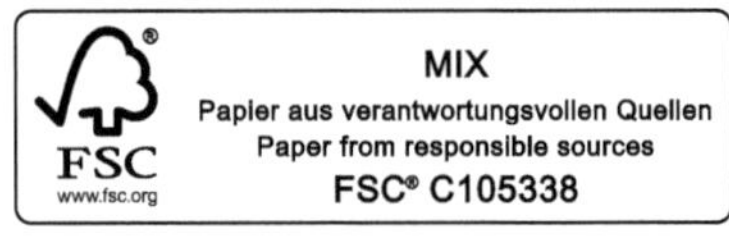